Les Oreillons

A propos de la dernière épidémie observée à Commentry

(1899-1900)

Par le Docteur Paul FABRE, de Commentry

Membre correspondant de l'Académie de Médecine

Président de la Société des Médecins de l'Allier

Membre correspondant de l'Académie de Médecine de Belgique

Médecin en chef de l'Hôpital de Commentry, etc.

PARIS

Georges STEINHEIL, Éditeur

2, rue Casimir-Delavigne, 2

1901

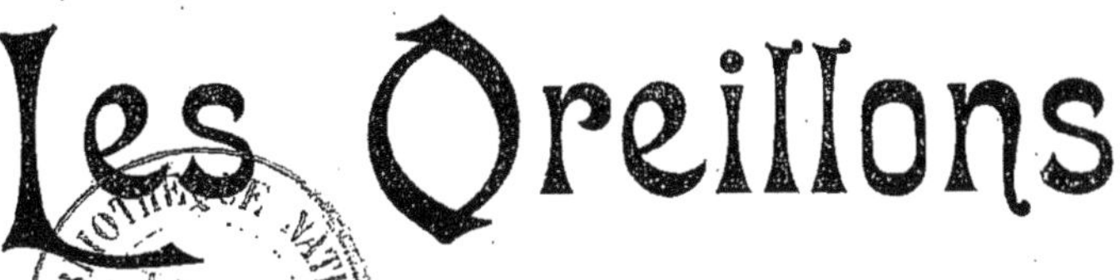 Les Oreillons

A propos de la dernière épidémie observée à Commentry

(1899-1900)

Par le Docteur Paul FABRE, de Commentry

Membre correspondant de l'Académie de Médecine
Président de la Société des Médecins de l'Allier
Membre correspondant de l'Académie de Médecine de Belgique
Médecin en chef de l'Hôpital de Commentry, etc.

PARIS
Georges STEINHEIL, Editeur
2, rue Casimir-Delavigne, 2

1901

LES OREILLONS

A PROPOS DE LA DERNIÈRE ÉPIDÉMIE

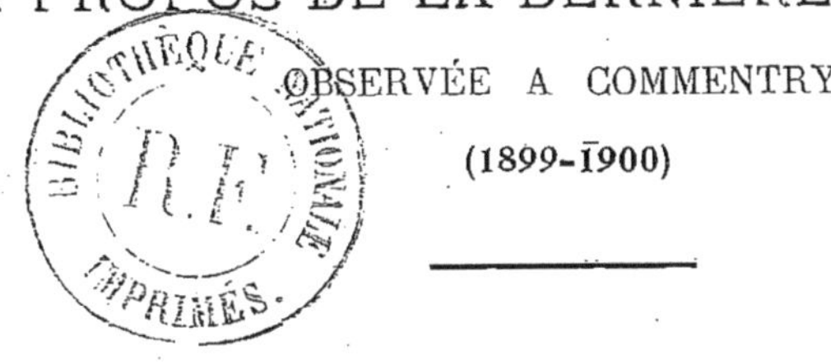

OBSERVÉE A COMMENTRY

(1899-1900)

Quelle bizarre maladie et combien protéiforme que cette affection épidémique connue sous le nom d'oreillons ! Les oreillons, que l'on nomme aussi ourles, parotides, parotidites épidémiques, fièvre ourlienne, et même, dans les campagnes du Bourbonnais, les *joutons*, nom aussi expressif, à mon sens, que celui d'oreillons. Hippocrate a connu cette affection et l'a décrite ainsi que sa métastase testiculaire, et néanmoins que de médecins (qui n'en avaient probablement pas observé de cas), ont révoqué en doute et même nié l'existence de cette maladie, ou l'ont confondue avec les *parotides secondaires* des fièvres graves (variole, fièvre typhoïde, pneumonie, etc.) !

Il ne faudrait pas remonter bien haut pour trouver encore des exemples de cet aveuglement. Et le docteur H. Fremmert, en 1886, a publié (1) une étude dans laquelle il refuse de considérer les oreillons épidémiques comme une entité morbide spéciale. Des gens se rencontrent toujours, en effet, pour nier ce que d'autres affirment, s'ils ne l'ont pu voir par eux-mêmes.

Cependant les bactériologistes se sont mis à l'œuvre. Déjà, en 1881 (2), MM. Capitan et Charrin examinent la salive et le sang de treize malades ; chez tous ils constatèrent que la salive et le sang contenaient des micro-organismes de formes toujours identiques, à savoir : de courts bâtonnets longs de 2 à 3 millièmes de millimètres et des micrococques dont ils n'indiquèrent pas les dimensions. Les micrococques aussi bien que les bâtonnets étaient animés de mouvements. L'urine, dans 12 cas, ne renfermait pas de micro-organismes. La culture des microbes dans le bouillon de Liebig réussit parfaitement, mais l'inoculation aux animaux échoua toujours.

En 1883, le Dr Karth (3) cite un cas grave. Examinées par le professeur Charles Bouchard, la salive et les urines contenaient des microbes ; le sang n'en contenait pas.

(1) Deutsch Arch. f. Klin. Med. (t. XXXVIII, p. 589). — Voir une analyse de ce travail dans la *Revue des Sciences médicales* de G. Hayem, 1887, t. XXIX, p. 572. — Voir aussi mon travail intitulé : *Notes sur trois Épidémies d'oreillons observées à Commentry* (1875-1881-1887), *Gazette médicale de Paris*, 1887.

(2) *Société de Biologie*, t. XXXIII, pp. 192 et 358.

(3) *Étude sur une forme grave d'oreillons*. (Thèse inaugurale, Paris, 1883).

Puis,le 23 juin 1885, mon cher maître et regretté ami,Auguste Ollivier, dans une communication à l'Académie de médecine (1) rapporte trois observations. Dans la première, la salive et les urines renfermaient des microcoques, des diplocoques et des zooglées, et de plus des bâtonnets Dans les deux autres cas le sang fut, en outre, examiné et contenait les mêmes éléments.

Bonnet, en 1885, (*Lyon Médical*) arrive à des résultats analogues. Citons encore les recherches de Netter et celles de Bordas (*Société de Biologie, 1889*).

Enfin MM. Laveran et Catrin ont repris ces recherches et obtenu des résultats plus précis. Ils ne se sont pas contentés d'examiner le sang, mais encore la sérosité parotidienne et péri-parotidienne, la sérosité testiculaire, celle de certains œdèmes, le liquide articulaire dans quelques cas de rhumatisme ourlien (*Société de Biologie,* 1893). Le liquide orchitique a donné des résultats positifs 12 fois sur 16 ; le liquide des œdèmes ourliens a donné trois résultats positifs sur trois cas, et la sérosité d'une arthrite ourlienne du genou a cultivé deux fois sur deux.

Nous dirons donc avec M. le docteur Comby, l'un des médecins ayant le mieux étudié les oreillons, que, jusqu'à plus ample informé et malgré les recherches de Letzerich dans l'urine des ourliens, qui auraient abouti à la découverte d'un bacille plus court et plus large que celui de l'influenza, il faut considérer le diplocoque de MM. Laveran et Catrin comme le microbe pathogène des oreillons (2).

Dans une note présentée à l'Académie des sciences (9 novembre 1891), M. Griffiths annonce qu'il a trouvé dans les urines des malades atteints d'oreillons, une ptomaïne encore mal définie, mais qui ne se retrouverait pas chez les enfants sains.

Enfin, au Congrès de médecine interne de Bordeaux (1895), MM. Busquet, médecin militaire et Ferré, forts des observations expérimentales qu'ils avaient rassemblées dans trois épidémies d'oreillons, ont émis l'idée d'une relation entre les phlegmasies à streptocoques et le développement des oreillons (3).

La bactériologie a donc le dernier mot et les oreillons rentrent, très légitimement et définitivement, dans le groupe des maladies microbiennes, contagieuses et infectieuses.

Cherchons donc à fixer les principaux caractères et l'évolution de cette étrange maladie.

Nous avons déjà eu l'occasion de nous en occuper, devant la Société des

---

(1) *Etudes d'Hygiène publique*, 1re série 1886, p. 71.

(2) *Traité des Maladies de l'Enfance* par Grancher, Comby et Marfan. T. 1, page 270.

(3) Au point de vue clinique, ils ont noté la préexistence d'angines à streptocoques, d'abcès à streptocoques, la coexistence ou le développement successif de l'érysipèle chez quatre malades atteints d'oreillons et la fréquence des rechutes.

Au point de vue expérimental, ils ont trouvé : *a*, le diplocoque de Laveran, Catrin et Antony chez dix-sept malades, dans le sang de la circulation générale ; *b*, le diplostreptocoque de Barbier dans la salive recueillie dans le canal de Sténon.

Dans le suc parotidien du bœuf et dans le sérum sanguin humain, le diplostreptocoque semble s'isoler d'emblée en diplocoque. Le diplostreptocoque injecté dans les glandes salivaires des animaux et dans le testicule, y détermine des gonflements modérés, mais non de véritables fluxions glandulaires. Dans les cultures faites avec les tissus ou le sang des animaux inoculés, ils n'ont trouvé qu'un diplocoque, qui semble être celui rencontré déjà chez l'homme.

Il ne leur a pas été possible jusqu'ici d'établir une filiation formelle et réciproque entre les inflammations à streptocoques et les oreillons. (*Gazette des Hôpitaux*, 1895, p. 1086).

Sciences Médicales de Gannat, et à trois reprises différentes, à propos des épidémies qui sévirent à Commentry en 1875, en 1881 et en 1887.

En 1875, j'avais surtout attiré l'attention sur la localisation possible des oreillons aux glandes sous-maxillaires qui depuis a été étudiée de bien des côtés.

En 1882, j'avais donné de l'épidémie une relation écourtée (car j'avais égaré la plupart de mes notes).

En 1887, je m'attachai, d'après des données statistiques, à relever quelques particularités ou complications.

Aujourd'hui, m'appuyant sur 83 observations que j'ai recueillies depuis le mois d'octobre 1899 jusqu'au mois de mars suivant, je vais tâcher de faire ressortir surtout la grande variété d'allures que prend, dans son évolution, cette singulière individualité pathologique.

Age. — Au point de vue de l'*âge*, les 83 cas que j'ai observés se répartissent de la manière suivante :

Avant 2 ans, 3 cas ; de 2 à 5 ans, 17 cas ; de 5 à 10 ans, 35 cas ; de 10 à 15 ans, 17 cas ; de 15 à 20 ans, 3 cas ; au-dessus de 20 ans, 6 cas. Total : 81 cas ; plus 2 cas dont l'âge exact n'a pas été noté, (mais qui se rapportent à des enfants de moins de 10 ans).

Sexe. — Au point de vue du *sexe*, j'ai observé 39 cas chez des sujets du sexe féminin et 43 sur des sujets du sexe masculin. (1 cas ne se trouve porté dans mes notes qu'avec la mention : enfant de X.., 33 mois, sans indication de sexe).

Distribution des 83 cas dans les six mois qu'a duré l'épidémie. — C'est en octobre 1899, que je vis les 3 premiers cas ; en novembre j'en observai 18 ; en décembre, j'en soignai 22. Janvier 1900 m'en a fourni 25 cas ; février ne m'en présente que 13 et mars ne m'en donne plus que 2.

Distribution suivant les localités.—Sur les 83 observations, la commune de Commentry est représentée par 53 cas dont 15 ayant éclaté en pleine ville et 38 dans les faubourgs ou les hameaux environnants ; la commune de Néris ne m'en a fourni qu'un seul cas, la commune de Malicorne 6 et la commune de Colombier 23. Là, j'ai perdu de vue l'épidémie qui, cependant, m'a-t-on dit, a gagné les communes de Lapeyrouse et de Saint-Eloy d'une part, et Montvicq et Bézenet d'autre part.

Je me contenterai de relever ce fait, que les cas observés à Colombier ont éclaté surtout à partir de janvier, tandis que dans la commune de Commentry l'épidémie battait son plein en novembre et en décembre. L'épidémie a donc semblé marcher du nord au sud.

Contagion. — **Durée de l'incubation.** — Il est admis que la contagion s'opère directement d'individu à individu ; cependant il n'en est pas toujours ainsi. La transmission peut s'opérer par des intermédiaires.

Le Dr Roth a publié en 1886 (1) trois observations d'oreillons qui sont

(1) *Münchcr medicinische Wochenschrift*, 1886, n° 20.

intéressantes en ce qu'elles déterminent d'une façon précise la durée d'incubation et le mode de propagation de cette maladie. « On sait que les opinions les plus accréditées au sujet de l'incubation de la parotidite sont si diverses, que les auteurs les plus connus la font osciller entre 4 et 25 jours. D'autre part, on met en doute de divers côtés la possibilité de la transmission de la maladie d'homme à homme sans que l'individu porteur de l'agent infectant devienne malade lui-même. »

Dans les cas de Roth, la propagation de la maladie se fit chez un premier malade directement de lit à lit; dans un second cas, c'est par l'intermédiaire du médecin que l'infection se propagea hors de l'hôpital, et enfin le troisième malade fut atteint de la maladie par la literie qui avait servi antérieurement à une malade atteinte d'oreillons.

Les trois malades n'avaient eu avant leur affection aucun rapport avec un individu atteint d'oreillons. La durée de l'incubation dans les trois cas a été exactement de dix-huit jours. (1)

Pour ma part, dans les familles, où j'ai pu observer plusieurs cas successifs d'oreillons, j'ai constaté que le deuxième cas s'était développé à des intervalles assez différents : 1 fois à 5 jours d'intervalle ; 2 fois à 9 jours; 1 fois à 10 jours; 1 fois à 11 jours : 2 fois à 12 jours; 1 fois à 15 jours ; 2 fois à 16 jours ; 2 fois à 20 jours ; 1 fois à 23 jours; 1 fois à 24 jours ; 1 fois à 29 jours.

Dans une famille où il y a eu trois cas, le second s'est présenté au bout de 9 jours et le troisième au bout de 17.

En prenant la moyenne, on constaterait que la durée de l'incubation a été de 15 jours et demi. Mais, pour cela, il faudrait admettre que la contagion, comme l'ont exposé le Dr Rendu et le Dr Sevestre, s'opère surtout au moment de l'explosion de la maladie ou même pendant la période prodromique, ou du malaise prémonitoire (2).

Plusieurs fois j'ai constaté chez quelques membres d'une même famille une simultanéité d'invasion plus ou moins parfaite.

Dans une famille, chez deux enfants, l'apparition s'est faite le même jour; dans une autre, à 2 jours d'intervalle.

Chez trois enfants d'une même famille, l'apparition a eu lieu presque en même temps, dans les vingt-quatre heures.

Dans deux groupes de maisons voisines, j'ai vu également les oreillons se déclarer en deux jours sur les trois enfants de chaque groupe, enfants à peu près du même âge.

Localisations des oreillons. — Sur mes 83 observations, je constate 26 cas d'oreillons doubles d'emblée ou à peu de chose près.

Dans quatre cas, l'engorgement était plus marqué à droite; dans un cas, la fluxion prédominait du côté gauche.

Sept fois je les ai vus débuter à gauche et sept fois à droite avant d'envahir l'autre côté.

La propagation d'un côté à l'autre s'est faite une fois le même jour, deux

(1) D'après le résumé paru dans la *Revue mensuelle des Maladies de l'Enfance*, n^{os} de novembre 1886, p. 526, et de mai 1887, p. 224.

(2) *Société médicale des Hôpitaux de Paris*, 10 février 1893.

fois le lendemain, une fois le surlendemain, une fois le 4ᵉ jour, une fois le 5ᵒ jour et deux fois le 8ᵒ jour. Pour les six autres cas, je n'ai pas eu de renseignements suffisamment précis.

Dans un cas, l'engorgement du côté gauche qui était apparu 2 jours après celui du côté droit a duré 6 jours de plus.

J'ai observé dix-sept cas d'oreillons unilatéraux, seize fois du côté gauche et une fois seulement du côté droit. A quoi attribuer cette grande différence ? Au hasard des séries ? — Peut-être.

Oreillons sous-maxillaires. — Dans 12 cas, j'ai observé l'engorgement des glandes sous-maxillaires, cinq fois des deux côtés et sept fois d'un seul côté (trois à droite, quatre à gauche).

Un enfant de 11 ans, qui avait eu une parotidite droite, a vu, quatre jours après, l'engorgement se propager à la parotide gauche et en même temps gagner les deux glandes sous-maxillaires.

Trois fois j'ai constaté des oreillons sous-maxillaires isolés sans propagation aux parotides : 1ᵒ chez un petit garçon de 9 ans, des deux côtés ; chez un garçon de 8 ans, engorgement sous-maxillaire double avec prédominance du côté gauche ; 3ᵒ enfin chez une fillette de 9 ans, il n'y a eu fluxion que dans la glande sous-maxillaire gauche avec une température axillaire de 39ᵒ le soir, et accompagnement d'amygdalite du même côté.

Dans six cas, la fluxion sous-maxillaire a paru à peu près simultanément à la fluxion parotidienne.

Dans deux cas seulement, l'engorgement sous-maxillaire a été consécutif à l'engorgement parotidien :

1ᵒ Chez un jeune homme de 18 ans, 3 jours après que les oreillons parotidiens, d'abord apparus à gauche, eurent gagné le surlendemain le côté droit, la région sous-maxillaire gauche s'engorgea fortement.

2ᵒ Chez un garçonnet de 6 ans, la glande sous-maxillaire gauche fut prise 6 jours après la parotide gauche et 5 jours après la parotide droite.

Par le seul fait que dès 1875, j'ai communiqué à la Société des Sciences Médicales de Gannat le premier travail spécial sur *les oreillons sous-maxillaires*, (1) je me suis toujours intéressé à cette question et j'ai lu avec attention les observations du même genre publiées depuis en assez grand nombre.

Ainsi le 8 avril 1899, au *Cercle Médical* de Bruxelles (2) le Dʳ Dufour relate le début intéressant d'un cas d'oreillons observé chez un enfant de 8 ans : brusque gonflement de la glande sous-maxillaire, avec tuméfaction de quelques ganglions lymphatiques voisins ; quelques jours plus tard se déclaraient chez l'enfant des oreillons typiques, dont sa sœur fut atteinte également.

M. Puttemans a rappelé à ce propos quelors d'une récente épidémie d'oreillons, plusieurs certificats médicaux portaient les diagnostics de gonflement de la glande sous-maxillaire, ou de fluxion dentaire, d'adénite ; il croit pouvoir rapprocher ces faits de l'observation de M. Dufour.

---

(1) Voir les COMPTES RENDUS de la SOCIÉTÉ de GANNAT, 30ᵉ année (1875-1876), pp. 73-80 : *De l'engorgement isolé ou primitif des glandes sous-maxillaires dans une épidémie d'oreillons.*

(2) Voir *Revue Mensuelle des Maladies de l'Enfance.* Juin 1899, p. 287.

Plus récemment, en Allemagne, M. J. Hoppe (*Münch. Medicin. Wochenschr.*, 1899, N° 34) a signalé parmi les enfants de l'Asile d'Uchtspringe une épidémie d'oreillons (1) « caractérisée par ce fait que l'affection, au lieu de se localiser dans les glandes parotides, envahissait les glandes sous-maxillaires.

Le premier cas a été observé chez un garçon de 8 ans qui, à part quelques troubles généraux très légers et une température de 38°, présentait une tuméfaction de la glande sous-maxillaire. On pensa tout d'abord à une infection locale de la glande salivaire ; mais, quatre jours plus tard, une affection analogue fut observée chez un autre enfant de la même salle ; puis, la petite épidémie se propageant dans le même bâtiment, il y eut, dans l'espace de quelques jours, huit enfants présentant la même tuméfaction de la glande sous-maxillaire, accompagnée de fièvre et de symptômes généraux peu graves. Il s'agissait donc, dans ces conditions, d'une épidémie d'oreillons débutant par la glande sous-maxillaire.

Après un temps d'arrêt d'une quinzaine, l'épidémie envahit un autre bâtiment, frappa encore huit enfants et s'éteignit sur place.

Les caractères cliniques de cette forme particulière d'oreillons ont été les suivants :

Sur les seize enfants qui ont été atteints, dix ont présenté au début une tuméfaction de la glande sous-maxillaire gauche, six de la glande sous-maxillaire droite. Chez huit, soit dans 50 0[0 des cas, la glande maxillaire du côté opposé était envahie à son tour un à neuf jours après le début de l'affection. Dans six cas, on a noté un envahissement secondaire de la glande parotide, deux à trois jours après celui de la glande sous-maxillaire. La tuméfaction disparaissait ordinairement dans l'espace de dix à quinze jours. Trois garçons se sont plaints de douleurs testiculaires. Il n'y eut pas d'autres complications ».

On voit que la question des oreillons sous-maxillaires est loin d'être épuisée et l'on voudra bien m'excuser si je m'attarde un peu dans un coin où je me suis aventuré peut-être le premier ou au moins l'un des premiers. En tout cas, j'ai cherché le premier à apporter un peu de lumière dans ce petit canton de la Pathologie. (2)

Autres particularités. — Combien d'autres particularités méritent encore d'attirer l'attention !

La fièvre par exemple, si intense parfois, surtout au début. (J'ai signalé en 1887, chez un homme de 39 ans, un frisson initial de plus d'une heure 1[4 de durée et assez intense pour faire craindre un début de pneumonie ou un fort accès de fièvre paludéenne).

En dehors des cas assez nombreux de fièvre initiale, durant le cours de cette épidémie, j'ai observé une fièvre vespertine durant plusieurs jours chez quatre garçons, deux de 6 ans, un de 11 ans et un de 12 ans ; de la fièvre le matin durant trois jours chez un fillette de 3 ans, de la fièvre la nuit seulement chez une autre fillette de 8 ans 1[2. Enfin chez une enfant de 6 ans la fièvre n'est apparue que le 3e jour après la fluxion paroti-

---

(1) Je cite le résumé de ce travail d'après la *Revue Mensuelle des Maladies de l'Enfance*, du mois de juin 1900.

(2) Voir à la fin de ce travail les observations résumées des 12 faits nouveaux d'oreillons sous-maxillaires, qui se sont présentés à moi dans la dernière épidémie.

dienne, et chez une autre fillette de 6 ans, atteinte d'oreillons doubles, la fièvre fut extrême le second jour seulement : 39°5.

Par contre, dans bien des cas et même dans la plupart il n'y a dans la période prodromique qu'un certain malaise général, habituellement de peu de durée, de quelques heures, mais que j'ai vu durer deux jours entiers chez une fillette âgée de 9 ans et 11 mois et qui occasionna chez les parents une inquiétude d'autant plus grande que le jeune frère, âgé de 7 ans, qui avait eu les oreillons quatorze jours avant, n'avait pas eu de symptômes prodromiques.

Du côté des organes de sens, je signalerai : 1o deux cas de conjonctivite, ou mieux de blépharite ciliaire, dont l'un au 8e jours de l'explosion de la maladie, chez une fillette de 9 ans.

2o un cas d'otalgie chez une femme de 45 ans.

Trois cas d'otite, une devenue double du jour au lendemain chez un homme de 38 ans, et une autre otite suivie d'adénite cervicale chez une fillette de 8 ans.

3o Deux cas d'épistaxis survenus, le premier, le 11e jour chez une fillette de 5 ans 1[2, le second chez un garçon de 15 ans et deux mois. Ce jeune homme, qui est trieur à la mine, a eu la parotide gauche engorgée le 4 février; le 11, puis le 12, il eut une forte épistaxis par la narine gauche et c'est le soir du 12 février que la parotide droite se mit à enfler.

Dans un cas, j'ai constaté une grande obstruction des narines, un vrai coryza, chez une femme de quarante-cinq ans.

La sécheresse de la bouche est assez fréquente. Je l'ai notée surtout cinq fois, spécialement chez quatre adultes et chez une fillette de dix ans.

Je n'ai pas constaté de ptyalisme durant cette épidémie.

Quatre fois, j'ai observé une toux sèche, (deux fois au début, une fois le huitième jour, une fois le onzième jour, et très intense)

Je signale ici quatre cas d'adénite cervicale, plus un abcès sus-hyoïdien chez un nourrisson qui, antérieurement, avait de l'impétigo du cuir chevelu et de l'eczéma de la face.

Dans un cas, j'ai trouvé de l'enrouement; dans un autre, des aphthes chez une fillette de six ans. Dans trois cas, de l'amygdalite. Dans un autre, une véritable pharyngite érythémateuse, et deux fois de l'angine pultacée.

Chez un petit garçon de douze ans, la fièvre ourlienne a débuté par une angine.

L'état saburral des premières voies digestives, je l'ai noté trois fois.

Des vomissements, j'en ai également observé trois fois (1), — de la diarrhée, une seule fois, — de la constipation, deux fois, — des coliques, deux fois, dont une fois le dixième jour chez un homme de trente-six ans, et l'autre fois, le onzième jour, chez une fillette de douze ans.

Je n'en aurais pas fini, si je voulais relever tous les symptômes que l'on observe ou que l'on peut observer dans les oreillons : depuis la céphalalgie

---

(1) Chez un enfant de trois ans et demi, qui a vomi pendant plus de quatre jours, et chez deux fillettes, deux sœurs ; l'une, âgée de dix ans, a vomi pendant quatre jours, et l'autre, âgée de sept ans, qui n'avait eu les oreillons que cinq jours après sa sœur et les avait eu moins intenses, a vomi pendant trois jours.

(que je n'ai constatée suffisamment intense que trois fois dans cette dernière épidémie et spécialement, au 8ᵉ jour, chez un garçon de douze ans qui avait de la fièvre tous les soirs, et qui, le huitième jour, fut pris d'une toux sèche, nerveuse, fréquente, qui n'eut pas de durée), jusqu'aux moindres troubles nerveux et jusqu'aux plus sérieux, convulsions et coma.

Depuis de simples vertiges, depuis des arthralgies, des paralysies, jusqu'aux syncopes et à l'arrêt du cœur, jusqu'à la mort subite, comme mon cher confrère, le docteur Ruelle en a signalé un cas (1) observé à Commentry.

Tout peut être signalé dans les oreillons, jusqu'à l'hypertrophie de la rate dont le docteur Ewart communiquait un cas, l'an dernier, à la Société Harvéienne de Londres (2), en ajoutant que le fait était intéressant à noter, *car l'hypertrophie de la rate au cours des oreillons n'a pas encore été signalée ;* cela n'est pas exact.

En effet, on pouvait lire dans les comptes rendus de la Société de Gannat (1887) et dans le nᵒ 47 de la *Gazette médicale de Paris* de l'année 1887 à la fin de mon travail les lignes suivantes (à propos d'un jeune garçon de neuf ans qui présentait du torticolis ourlien (car le torticolis fait aussi partie de la symptomatologie éventuelle des oreillons) : « Il y avait de l'hypertrophie splénique et un léger accès de fièvre tous les soirs. Trente centigrammes de sulfate de quinine par jour, continués pendant près d'un mois, ont fini par faire disparaître le torticolis. »

Chose assez rare, dans cette dernière épidémie, sur les 83 cas que j'ai personnellement observés, je n'ai pas rencontré un seul cas d'orchite ; (un de mes confrères m'a dit cependant en avoir vu un fait dans sa clientèle) (3).

Je n'ai pas vu de néphrite (4), ni de thyroïdite, ni de prostatite, ni d'albuminurie, ni de rhumatisme ourlien.

Du côté des mamelles et des ovaires, à peine pourrais-je signaler un fait de névralgie des deux mamelles et, en même temps, de l'hyperesthésie à la pression des régions ovariennes chez une jeune femme de vingt-deux ans, au deuxième jour des oreillons et chez laquelle les oreillons étaient localisés au côté gauche.

Chez une autre femme de 29 ans, qui, chose peu commune, porte trois mamelles ce n'est point de la névralgie mammaire mais bien de la névralgie

---

(1) *Centre médical* (5ᵉ année, décembre 1899, p. 115).

(2) Le 7 février 1899. *Revue des maladies de l'Enfance* (avril 1899).

(3) A propos d'orchite, rappelons le fait cité par M. Béclère à la Société médicale des Hôpitaux (27 mai 1898) d'un garçon de quinze ans qui fut atteint d'une orchite ourlienne en apparence spontanée, sans tuméfaction des glandes salivaires. Le diagnostic se posa par le fait que trois camarades de collège de cet enfant avaient eu les oreillons une dizaine de jours avant. Mais ce qui le rendit tout à fait certain, c'est que les deux sœurs du jeune orchitique furent atteintes successivement d'oreillons, l'une quinze jours, l'autre vingt-cinq jours après.

(4) Le 16 mai 1898, M Voit a communiqué à la Société médicale de Nuremberg deux cas d'oreillons avec néphrite hémorragique. L'un de ces cas (fillette de deux ans) s'est terminé par la mort, et à l'autopsie, à côté des lésions de néphrite, on trouva une inflammation aiguë du thymus. Le second cas (garçon de trois ans) a guéri, après avoir provoqué de l'anasarque et des hydropisies multiples. (*Revue des maladies de l'enfance*, juin 1898, p. 305). — G. Kerley a cité aussi (*Arch. of Pediatr.*, 1898, nᵒ 2, p. 109) l'observation d'un cas de néphrite aiguë chez un garçon de quatre ans qui, au huitième jour de ses oreillons, fut pris de fièvre, avec œdème et bouffissure de la face, vomissements et anurie. Sous l'influence d'un traitement approprié. l'anurie céda rapidement et, dans les premières urines émises, l'examen montra la présence d'une quantité considérable d'albumine, des hématies et des cylindres granuleux et hyalins. Les jours suivants, l'albuminurie diminua et, au bout de six jours, l'urine redevint normale.

ovarienne seulement, et très intense que j'ai constaté des deux côtés ; les oreillons qu'elle avait depuis le matin étaient aussi très douloureux.

Dans un autre cas, chez une femme de 30 ans j'ai noté une douleur vive dans l'hypochondre gauche et que la pression vers le pancréas exaspérait comme si la glande salivaire abdominale avait voulu suivre l'exemple de ses congénères d'en haut, les glandes salivaires faciales.

Récidives et Rechutes. — Les récidives, on le sait, sont rares dans les maladies contagieuses, infectieuses et épidémiques ; néanmoins on en constate d'assez fréquentes pour les oreillons, et moi-même j'en ai signalé antérieurement plusieurs exemples.

Au cours de cette dernière épidémie, je n'en ai pas enregistré, mais par contre j'ai observé un cas de rechute sur une fillette de 5 ans 1/2 qui avait eu des oreillons doubles très marqués et qui, le 11e jour de l'éruption, eut, en même temps qu'une sérieuse épistaxis, une reprise du gonflement des joues.

Avais-je tort, en commençant, d'employer l'adjectif *protéiforme* pour qualifier ou mieux caractériser cette fièvre infectieuse, heureusement presque toujours bénigne quand même, qui s'appelle la fièvre Ourlienne ?

Appendice

Oreillons sous-maxillaires observés durant
l'épidémie de 1899-1900

Dans les 83 cas d'oreillons que j'ai été appelé à soigner au cours de la dernière épidémie, j'ai pu constater 12 fois que les glandes sous-maxillaires ont été atteintes. Je vais donner une courte relation de ces douze faits qui pourront se rapprocher des huit observations que j'ai publiées antérieurement.

Sept ont été publiés dans une communication que j'ai faite le 5 octobre 1875 devant la Société des sciences médicales de Gannat sous le titre : *De l'engorgement isolé ou primitif des glandes sous-maxillaires dans une épidémie d'oreillons ;* la 8e observation, je l'ai communiquée au Dr Machado, de Madère, pour sa thèse sur: *Les oreillons sous-maxillaires,* (Paris, 1880) ; elle est reproduite dans mon travail intitulé : *Note sur trois épidémies d'oreillons observées à Commentry* (1875-1881-1887), travail présenté à la Société de Gannat et publié aussi dans la *Gazette Médicale de Paris*, année 1887, nos 43, 44, 45, 46 et 47.

Au cours de l'épidémie de 1887, j'ai bien signalé 29 cas d'oreillons sous-maxillaires dont 7 restèrent localisés à ces glandes, mais je n'en ai pas publié les observations.

Je vais commencer d'abord par donner la relation de 5 cas d'oreillons sous-maxillaires doubles et je terminerai par 7 observations d'oreillons sous-maxillaires unilatéraux.

1re SECTION

Oreillons sous-maxillaires doubles

OBSERVATION I

Engorgement occupant la région parotidienne gauche et la région sous-maxillaire des deux côtés.

Sébastien B., âgé de 11 ans et demi, est pris, le 23 novembre 1899, d'un gonflement parotidien localisé à gauche, et en même temps d'un engorgement sous-maxillaire à droite. Il y a de la fièvre tous les soirs ; le 26 la fièvre dure depuis 4 heures jusqu'à 9 heures et 1[2 du soir, et le 27 au matin je trouve la région sous-maxillaire gauche tuméfiée. Le gonflement est considérable et le sujet est obligé de tenir la tête dans l'extension. Il a toussé presque toute la nuit, il est très altéré et cependant il a la langue humide. Le 30, la fièvre est tombée, l'angoisse a diminué avec le gonflement, mais la glande sous-maxillaire gauche est beaucoup plus engorgée que la droite, qui avait été envahie quatre jours plus tôt.

OBSERVATION II

Oreillons sous-maxillaires doubles d'emblée, sans propagation à la région parotidienne.

Victor V..., âgé de 9 ans, est un enfant nerveux, qui eu l'an dernier des terreurs nocturnes. Le 3 janvier au soir, il est pris de fièvre avec céphalalgie intense, et, lorsque j'arrive, je le trouve avec une langue très sèche, une altération continuelle ; les deux glandes sous-maxillaires sont un peu tuméfiées et douloureuses. Je pense aux oreillons ; les parotides ne présentent pas le moindre gonflement. Le lendemain matin, l'œdème sous-maxillaire est beaucoup plus accentué, la soif est extrême, la langue sèche; la céphalalgie a disparu ; les parotides sont indemnes ; et elles sont restées indemnes jusqu'à la guérison complète survenue au bout de quelques jours. — Cet enfant a eu au mois d'août suivant une pleurésie droite, à forme insidieuse, qui est guérie aujourd'hui (5 décembre), mais qui a augmenté la faiblesse native de cet enfant.

OBSERVATION III

Oreillons sous-maxillaires doubles apparus en même temps que l'engorgement parotidien.

Henri A..., âgé de 8 ans, est pris de fièvre le 12 janvier, et dès le soir je constate les oreillons qui occupent la région sous-maxillaire des deux côtés en même temps que la région parotidienne.

Mais la fluxion parotidienne est bien plus marquée à gauche qu'à droite. Le 15, le gonflement a fort diminué.

Le frère d'Henri A..., âgé de 11 ans, avait eu les oreillons classiques, exclusivement parotidiens, du 3 au 8 janvier, et le 26 il venait se plaindre d'une adénite cervicale à droite qui a disparu en une dizaine de jours.

OBSERVATION IV

Engorgement isolé des glandes sous-maxillaires, plus marqué du côté gauche.

Bernard G .., âgé de 8 ans, a été pris le 17 janvier de fièvre et en même temps la région sous-maxillaire se tuméfiait, rougissait et devenait tendue, luisante et douloureuse, surtout du côté gauche.

Son frère Ernest, âgé de 11 ans, avait eu des oreillons parotidiens simples du 6 au 12; chez Bernard, les parotides ne furent pas envahies.

OBSERVATION V

Oreillons sous-maxillaires et parotidiens simultanés. — Abcès sous-hyoïdien gauche huit jours après.

Je suis appelé le 15 décembre auprès d'un enfant âgé de 6 mois, Gaston H ..., que, depuis deux mois, j'avais soigné pour de l'impétigo du cuir chevelu et de l'eczéma de la face. L'éruption avait commencé à disparaître. Je constate une tuméfaction considérable de la tête et du cou, de la fièvre et de l'agitation. Dans le logement voisin un petit garçon de 12 ans avait les oreillons ; mon diagnostic était facilité. Et malgré la prétendue rareté des oreillons chez les enfants du premier âge, je n'hésitai pas à conclure qu'il s'agissait des oreillons. Les glandes sous-maxillaires étaient intéressées autant que les parotides. La tête devint énorme. Deux jours après, le gonflement était moindre, mais dès le 7e jour, le 22, je trouvais la région sous-maxillaire gauche beaucoup plus empâtée que la droite. Le 23, la tension éatit excessive ; un abcès menaçait de se produire, et, en effet, le 25 je faisais une incision qui donnait issue à du pus. Quelques jours après, tout était rentré dans l'ordre.

2e SECTION

Oreillons sous-maxillaires unilatéraux

OBSERVATION VI

Engorgement limité à la région sous-maxillaire gauche.

Louise F..., âgée de 9 ans, n'a qu'une sœur qui a 7 ans et qui, le 5 janvier, a eu une atteinte assez sérieuse d'oreillons. Le 21 janvier, elle-même est prise d'une forte fièvre. J'arrive auprès d'elle à 7 heures du soir, le pouls est à 120, la température axillaire à 39°3. Louise F .. se plaint d'une grande gêne pour avaler et même pour ouvrir la bouche. Je constate en effet une tuméfaction notable du cou, surtout du côté gauche. Au toucher, je trouve une forte induration de la glande sous-maxillaire nettement dessinée. L'amygdale, du même côté, présente une petite surface à enduit pultacé.

La mère m'affirme que le cou avait commencé d'enfler avant que Louise F... se soit plainte de souffrir en avalant. Je prescris de l'huile de ricin pour le lendemain matin et des fomentations chaudes sur le cou. Le surlendemain, la fièvre était tombée, l'enduit pultacé était disparu ; la région sous-maxillaire, encore un peu tuméfiée, n'était plus douloureuse.

OBSERVATION VII

Engorgement sous-maxillaire à droite apparu en même temps que les oreillons parotidiens des deux côtés.

Léon A..., âgé de 7 ans, a été pris le 30 octobre d'une fièvre assez forte, et presque en même temps les deux régions parotidiennes ont gonflé ainsi que la région sous-maxillaire du côté droit.

Quelques jours après l'enfant était sur pieds.

OBSERVATION VIII

Engorgement simultané sous-maxillaire et parotidien à droite. La parotide gauche est prise le lendemain.

Paul J..., âgé de 6 ans, est pris le 6 janvier d'un mouvement fébrile qui est suivi peu après d'un fort gonflement de tout le côté droit de la face et du cou. Le lendemain la région parotidienne gauche était engorgée tandis que la région sous-maxillaire gauche conservait sa souplesse. La mère de Léon A..., âgée de 30 ans, fut prise 15 jours après, le 22, d'oreillons qui restèrent localisés à gauche, mais furent énormes et horriblement douloureux.

OBSERVATION IX

Engorgement sous-maxillaire à gauche consécutif à l'engorgement parotidien.

Le 19 novembre, la région parotidienne gauche du jeune Jules D..., gonflait brusquement. Agé de 6 ans, Jules D.... est devenu borgne de l'œil gauche accidentellement par un traumatisme, il y a 4 ans. Le lendemain 20 novembre, la parotide droite s'est prise, — et ce ne fut que cinq jours après, le 25, que la région sous-maxillaire gauche s'est engorgée.

OBSERVATION X

Oreillons parotidiens et sous-maxillaires simultanés unilatéraux et du même côté.

Octavie R . , est une fillette de 6 ans d'un tempérament héréditairement nerveux. Le 20 novembre elle fut prise d'une tuméfaction subite de tout le côté gauche de la tête et du cou. Parotide et sous maxillaire étaient également englobées dans un œdème qui était très douloureux.

Le 23, à la fin du 3e jour, il y eut une reprise de fièvre assez intense. Puis tout rentrait dans le calme dès le lendemain.

OBSERVATION XI

Fluxion simultanée de la parotide gauche et de la région sous-maxillaire droite.

C'est le seul exemple qu'il m'ait été donné d'observer jusqu'ici d'une fluxion unilatérale alterne pour les oreillons parotidiens et sous-maxillaires.

Pierre L.. , âgé d'un peu plus de 10 ans, est pris le 8 décembre (la veille son frère, âgé de 5 ans 1⁞2 s'était alité pour des *joutons* simples), d'un gonfle-ment douloureux vers la région parotidienne gauche ; la parotide droite était un peu douloureuse, à la pression ; quelques heures après, c'était la région sous-maxillaire droite qui semblait avoir accaparé toute la douleur en enflant considérablement.

Le surlendemain, le plus jeune frère, âgé de 3 ans 1⁞2, était pris d'oreillons banaux ; je revoyais Pierre L..., bien moins souffrant et surtout bien moins inquiet que l'avant-veille.

OBSERVATION XII

Engorgement parotidien se propageant à la région sous-maxillaire gauche.

Antoine A..., est un fort jeune homme de 18 ans qui le 31 janvier est pris de fièvre, de malaise, avec état saburral. Il prend un peu d'huile de ricin (20 gr.) le 1ᵉʳ février, et le soir, les oreillons se déclarent à la parotide gauche ; le 2, ils existent des deux côtés ; le 4, la glande sous-maxillaire gauche participe à l'engorgement parotidien.

L'état général n'est pas satisfaisant. Les fonctions digestives laissent à désirer, la langue est sèche, la bouche très mauvaise, l'appétit nul ; l'état saburral très marqué, dure une douzaine de jours ; le 11, je fis prendre encore de l'huile de ricin (30 gr.), et le 13, la convalescence s'affirmait et l'appétit était revenu.

REMARQUES ET CONCLUSIONS

Il est des maladies sur lesquelles la thérapeutique a si peu d'influence que beaucoup de malades ne réclament ni la présence ni le secours du médecin.

Il s'ensuit que les médecins connaissent peu ou mal ces maladies, parce qu'ils n'en voient que les formes graves ou celles qui s'accompagnent de complications anormales et partant alarmantes.

D'autre part, un médecin tant soit peu en vogue ne perd habituellement pas son temps à aller visiter des enfants atteints d'oreillons.

D'un autre côté, le médecin peu connu ou peu instruit, s'il est appelé à en soigner des cas bénins, y apportera sinon de l'ignorance ou de la légèreté, au moins une certaine indifférence. Or, il doit déployer une attention intelligente et continue, celui qui veut essayer d'élucider les points obscurs d'une affection peu grave.

Ne serait-ce pas là que serait la vraie cause des erreurs qui jusqu'à ces dernières années se sont perpétuées sur la maladie infectieuse dénommée *Oreillons ?*

Au cours des quatre épidémies qui ont sévi à Commentry depuis que j'y exerce la médecine, c'est-à-dire depuis 29 ans, je me suis attaché à examiner les cas d'oreillons qui se sont présentés dans les familles confiées à mes soins, et de mes études attentives je crois pouvoir tirer les conclusions suivantes :

Les oreillons constituent une maladie infectieuse, dont les microbes caractéristiques semblent particulièrement élire domicile sur les diverses glandes de l'organisme et tout spécialement sur les glandes salivaires.

Parmi les glandes salivaires ce sont les parotides qui sont presque généralement et souvent seules atteintes.

Les glandes sous-maxillaires viennent ensuite au point de vue de la fréquence et de l'intensité des symptômes. Ensuite, viendraient les glandes sublinguales, puis les autres glandes buccales.

Les glandes testiculaires, ovariennes et mammaires, les glandes lacrymales, nasales et vulvaires, les reins, la thyroïde, le foie, la rate, le pancréas, etc , peuvent aussi être atteints par ordre décroissant de fréquence.

Aussi me permettrai-je de reproduire ici quelques lignes que j'écrivais en 1875 et dans lesquelles je m'exprimais ainsi :

« A considérer les diverses variétés de glandes que les oreillons atteignent, les unes directement, les autres par métastase (1), on pourrait faire de cette affection une sorte de fièvre glandulaire : glandes en grappes composées, comme les salivaires et les mamelles, glandes en tubes composées, comme les testicules, glandes à vésicules closes comme les ovaires et la thyroïde, glandes en grappes simples comme celles des grandes lèvres (et j'aurais pu ajouter à cette énumération les glandes lacrymales dont l'engorgement a été signalé, depuis, par le Dr Pinet et G. d'Heilly) toutes les classes des glandes. semble-t-il, sont tributaires de cette affection ».

(1) J'employais ce mot parce qu'il était alors plus compréhensible et employé encore généralement quand il s'agissait de l'extension de la fièvre ourlienne aux testicules, aux ovaires, aux mamelles.

Les oreillons peuvent donc être considérés comme une fièvre glandulaire, infectieuse, analogue (je ne dis pas semblable puisqu'il n'y a pas d'éruption cutanée) aux fièvres éruptives, la scarlatine, la rougeole, la varicelle, la variole ; analogue aussi à cette autre maladie infectieuse qui se propage aussi facilement que les oreillons, la coqueluche. Le rapprochement de ces diverses maladies me paraît s'imposer surtout quand on considère le mode de propagation, la rapidité d'extension, la marche régulière de ces affections. La fièvre ourlienne s'en rapproche tant que malgré ses particularités et tout en concluant fermement à une individualité très-nette, je dirais d'elle qu'elle est la sœur des autres :

« *Nec diversa tamen, qualis decet esse sororum* ».

Travaux du Docteur Paul FABRE, de Commentry

De l'Anémie et spécialement de l'Anémie chez les mineurs, in-8°, de VIII-232 pages. Paris, H. Lauwereyns, 1878.

Des Conditions hygiéniques des houillères, brochure in-8°. Paris, Lauwereyns, 1878.

De l'Influence du travail souterrain sur la santé des mineurs. Extrait des comptes-rendus de la Société de l'Industrie minérale, brochure in-8°. Paris, Lauwereyns, 1878.

De l'Elévation de la température dans les houillères, et des phénomènes qui s'y rattachent au point de vue hygiénique. Extrait des Annales d'Hygiène publique et de médecine légale, brochure in-8°. Paris, J.-B. Baillière et fils, 1878.

De l'Anoxhémie des houilleurs, brochure in-8°. Paris, V. A. Delahaye, 1879.

De l'action d'un milieu humide sur l'organisme humain étudié spécialement chez des ouvriers mineurs. Extrait de la Revue d'hygiène et de Police sanitaire, du 15 avril 1880. Paris, G. Masson, éditeur.

De l'Etat sanitaire des mineurs de nos jours, suivi d'une note sur LA MALADIE DES MINEURS DU SAINT-GOTHARD. Extrait de la Gazette médicale de Paris, in-8°, Paris, Asselin, 1881.

Du Rôle des entozoaires et en particulier des ankylostomes dans la pathologie des mineurs, in-8°, Paris, O. Doin, 1883. Bulletin de la Société de l'Industrie minérale.

Des Eaux dans les travaux de mine au point de vue de l'hygiène professionnelle, in-8° de 16 pages. Extrait de la Revue d'Hygiène. Paris, G. Masson, 1883.

Des Mineurs et l'Anémie, in-8° de 32 pages. Paris, Steinheil, éditeur, 1884.

La Pathologie des Houillères. Extrait du Bulletin de l'Académie de Médecine, in-8° de 16 pages, Stheinheil, éditeur, 1890.

Des Poussières charbonneuses dans l'industrie houillère et de leurs effets sur l'organisme. Communication faite au Congrès International d'Hygiène de Madrid, le 15 avril 1898.

De l'Enseignement de la gymnastique dans les Ecoles au point de vue hygiénique et médical, brochure in-8°, Paris, Lauwereyns, 1878.

Le Congrès international d'hygiène de Turin, in-8°, Paris, Delahaye et Lecrosnier, 1881.

La Gale dans les campagnes. Extrait de la Revue d'hygiène et de Police sanitaire, mai 1881.

Des Mélanodermies et en particulier d'une Mélanodermie parasitaire, in-8° de 104 pages, Paris, 1872, chez J.-B. Baillière et fils, éditeurs.

Du Rôle des parasites animaux dans la pigmentation cutanée, à propos d'une observation de mélanodermie phthiriasique. Paris, Delahaye, 1879.

Quelques considérations cliniques à propos de deux cas de maladie d'Addison. Extrait de l'Union médicale, nᵒˢ des 24, 26 et 28 décembre 1878, in-8, Paris, Lauwereyns, 1879.

Quelques considérations étiologiques sur le Zona, in-8°, Paris, 1880, Delahaye et Lecrosnier.

Le Zona mémoire couronné par la Société de médecine d'Anvers, 1 vol. in-8° de 254 pages avec 4 planches de tracés thermométriques et un tableau synoptique des observations. Paris, O. Doin, 1882.

Un cas de Zona récidivant, in-8° de 12 pages, Paris, O. Doin, 1884.

De l'Erythème polymorphe exsudatif ou Maladie d'Hébra, in-8° de 48 pages, Paris, O. Doin, 1883.

Du Mycosis fongoïde et spécialement des manifestations cutanées de la lymphadénie. Gazette médicale de Paris, 1884, in-8°, de 48 pages. Paris, O. Doin, 1884.

Coup d'œil sur la Dermatologie en France et à l'étranger, in-8° de 16 pages. Paris, G. Steinheil, 1887.

Relation d'un cas de Gangrène symétrique des extrémités, in-8° de 12 pages. Paris, O. Doin, 1884.

Trois cas de Pustule maligne opérée par le thermo-cautère, brochure in-8°, Paris, Delahaye et Lecrosnier, 1880.

De l'Engorgement isolé ou primitif des glandes sous-maxillaires dans une épidémie d'oreillons. Extrait du Compte-Rendu de la Société des sciences médicales de Gannat, 1875-1876, brochure in-8°. Paris, Lauwereyns, 1876.

Coexistence de la Scarlatine et de la Vaccine chez un même sujet. Paris, Delahaye et Lecrosnier, 1881.

Note sur l'Extraction d'un calcul développé dans la cavité buccale vers la base de la langue, brochure in-8°. Paris, Lauwereyns, 1878.

Persistance de l'hymen n'ayant pas empêché la conception, brochure in-8°. Paris, Delahaye et Lecrosnier, 1881.

Hémorrhagie artérielle produite par une piqûre de sangsue. Paris, O. Doin, 1883.

De la Splénalgie dans les Fièvres intermittentes, in-8° de 32 pages. Paris, O. Doin, 1885.

D'une forme spéciale d'obstruction intestinale par accumulation de noyaux de cerises dans le rectum. Extrait de la Gazette médicale de Paris, in-8° de 16 pages, 1886.

Notes sur trois Epidémies d'Oreillons. Extrait de la Gazette médicale de Paris, in-8° de 24 pages, 1887.

Le Dʳ J.-P. Trapenard, de Gannat, notes biographiques in-8°, 1893.

Un Médecin Italien à la fin du 17ᵉ siècle : Georges Baglivi. Rectifications biographiques, in-8°, Paris, Steinheil, 1896.

Dictionnaires et Lexiques médicaux, in-8°, Paris, G. Steinheil, 1891.

Le Dʳ Barbrau, de Commentry, in-8°, 1887.

Charles Nodier, naturaliste et médecin, sa théorie du choléra, sa dernière maladie, in-8° 1897.

Coup d'œil sur la Géographie médicale, son passé, son présent et son avenir, in-8°, Paris, G. Steinheil, éditeur.

Un Emule d'André Vésale. Essai biographique sur l'anatomiste Jean-Baptiste Canano, 1515-1579, in-8, 1898.

Le Rôle humanitaire de la femme, conférence, in-8, 1900.

Eloge d'Antoine Jardet, prononcé devant la Société des sciences médicales de Gannat, dans la séance du 2 juin 1879, brochure in-8°, Paris, V. A. Delahaye, 1879.

Un Médecin naturaliste en Province, Léon Dufour. Extrait de la Gazette médicale de Paris, in-8° de 36 pages, Paris, 1888, imp. Ed. Rousset.

Notice historique sur la Société des sciences médicales de Gannat, in-8° de 48 pages, Paris, Delahaye et Lecrosnier, 1885.